IIFYM y DIETA FLEXIBLE

Guía de la dieta "Si se ajusta a sus macros" para

principiantes - Pierda peso y queme grasa rápidamente

y fácilmente contando sus macronutrientes

Por Jennifer Louissa

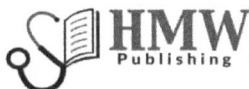

HMW Publishing

I0135270

Para más libros visite:

HMWPublishing.com

Consigua otro libro gratis

Quiero darle las gracias por comprar este libro y ofrecerle otro libro (largo y valioso como este libro), "Errores de salud y de entrenamiento físico que no sabe que está cometiendo", completamente gratis. Desafortunadamente este libro solo está disponible en inglés. Aún espero que disfrute este regalo.

Visite el enlace siguiente para registrarse y recibirlo: www.hmwpublishing.com/gift

En este libro, voy a desglosar los errores más comunes de salud y de entrenamiento físico que probablemente usted esté cometiendo en este momento, y le revelaré cómo puede llegar fácilmente a la mejor forma de su vida.

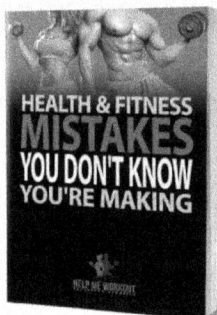

Además de este valioso regalo, también tendrá la oportunidad de obtener nuestros nuevos libros de forma gratuita, participar en sorteos y recibir otros correos electrónicos de mi parte. De nuevo, visite el enlace para registrarse: www.hmwpublishing.com/gift

TABLA DE CONTENIDO

Introducción

Quiero agradecerle y felicitarle por comprar este libro. La mejor estrategia de pérdida de grasa, en mi experiencia, ha sido *IIFYM* (si se ajusta a sus macros). Otro nombre para esta forma revolucionaria de comer es "dieta flexible" o simplemente "contando sus macronutrientes". *IIFYM* ha sido utilizado durante años. Las personas que aspiran a perder grasa o desarrollar músculo lo usan. La dieta *IIFYM* y la dieta flexible le ofrece la oportunidad de adaptar su dieta a sus comidas nutritivas favoritas, mezclar sus dulces favoritos todos los días, y aún así progresar hacia sus objetivos de acondicionamiento físico.

¿Es realista decir que nunca volverá a comer helado, hamburguesas o pizza? ¿Sus únicos carbohidratos van a provenir de verduras? (ni siquiera puedo soportar la idea)

¿Va a intercambiar todos estos llamados "alimentos malos" por comidas que consisten en pollo, arroz integral, brócoli y tal vez algunas patatas si tiene suerte? Supongo que no. Ese enfoque para la pérdida de peso puede hacer que tenga un día de atracón total en el futuro. No solo su dieta será estricta y aburrida, sino que probablemente recuperará todo el peso de la "dieta estricta" que perdió en primer lugar.

La dieta IIFYM también es un método de dieta utilizado para mejorar la composición corporal mediante el seguimiento de macronutrientes (macros). Los tres macros principales son: la proteína, los carbohidratos y las grasas. Al monitorear los macros, usted también rastrea naturalmente sus calorías.

Esta forma de dieta ha ido ganando mucha popularidad y es probable que haya oído hablar de ella. Si ha hecho alguna investigación sobre IIFYM y la dieta flexible, tal vez se ha dado cuenta de que no hay alimentos fuera de los límites. No hay grupos de alimentos etiquetados como buenos o malos para usted. Lo que importa, en este estilo de dieta, es si su presupuesto macro tiene espacio para los alimentos que desea comer.

Entonces, ¿cómo surgió este tipo de dieta? Bueno, el culturista en los viejos tiempos simplemente se cansó de comer los mismos alimentos suaves cuando se preparaba para una competencia. ¡Comía el tipo de comida que asusta a las personas cuando intentan perder peso! Las comidas aburridas y limpias como el pollo, brócoli, arroz, verduras, y huevos. No se puede negar que este enfoque de "ciencia general" para la dieta funciona, pero la verdadera pregunta es: ¿vale la pena? Después de años de hacer culturistas miserables, IIFYM nació. Esta dieta es, por lo tanto, una forma de mejorar la composición corporal al no depender exclusivamente de alimentos limpios. Gracias de nuevo por comprar este libro. Espero que lo disfrute y no olvide dejarnos una crítica sincera.

Además, antes de comenzar, le recomiendo que se una a nuestro boletín informativo por correo electrónico para recibir actualizaciones sobre cualquier próxima publicación o promoción de un nuevo libro. Puede registrarse de forma gratuita y, como bonificación, recibirá un regalo gratis. ¡Nuestro libro "Errores de salud y de entrenamiento físico que no sabe que está cometiendo"! Este libro ha sido escrito para desmitificar, exponer lo que se debe y no se debe hacer y, finalmente, equiparle con la información que necesita para estar en la mejor forma de su vida. Debido a la abrumadora cantidad de información errónea y mentiras contadas por las revistas y los autoproclamados "gurús", cada vez es más difícil obtener información confiable para ponerse en forma. A diferencia de tener que pasar por docenas de fuentes parciales, poco confiables y no confiables para obtener su información de salud y estado físico. Todo lo que necesita para ayudarle se ha desglosado en este libro para que pueda seguirlo fácilmente y obtener resultados inmediatos para alcanzar sus objetivos de actividad física deseados en el menor tiempo posible.

Una vez más, para unirse a nuestro boletín gratuito por correo electrónico y recibir una copia gratuita de este valioso libro, visite el enlace y regístrese ahora: **www.hmwpublishing.com/gift**

Capítulo 1: ¿Qué es el IIFYM"?

Una idea errónea común de IIFYM (si se ajusta a sus macros) es que es solo una excusa para comer comida basura todos los días. Este no es el caso. Por el contrario a la creencia popular, IIFYM no se trata de comer dulces para desayunar todos los días. A diferencia de las dietas tradicionales, usted tiene la opción de comer lo que quiera, cuando lo desee, si lo hace encajar en sus plan de alimentación.

Aunque existe la opción de comer los alimentos grasosos (pizza, hamburguesas, helados, galletas, etc.), no es necesario que participe en parte. La dieta de IIFYM le da mucha flexibilidad en cuanto a lo que quiere comer. Esta flexibilidad le ofrece la capacidad de mejorar la composición de su cuerpo sin tener que ser perfecto o estricto con su dieta.

No hace falta ser súper estricto o seguir una dieta de moda. ¡El enfoque de la dieta de moda nunca dura y parece que hay una que sale cada dos meses! Específicamente, no hay necesidad de restricciones calóricas drásticas e insalubres ni de la eliminación de ningún macronutriente particular (esto incluye los enfoques carbohidratos bajos). Una vez que comprenda los fundamentos de las calorías y los macros, tendrá una mejor comprensión de por qué las dietas estrictas y de moda no funcionan a largo plazo.

Aunque IIFYM puede usarse para ganar masa muscular magra, IIFYM: la guía esencial para principiantes está diseñada para la pérdida de grasa. Este estilo de alimentación es más realista para las personas que quieren perder grasa y disfrutar el proceso.

Los beneficios del IIFYM:

- Realista y psicológicamente beneficioso.

- Un enfoque a largo plazo de un estilo de vida saludable.

- Opciones de alimentos flexibles.

- Funciona perfectamente con *Myfitnesspal* (una aplicación para teléfonos inteligentes compatible con IIFYM).

Este enfoque para la pérdida de grasa se centra en conocer sus macronutrientes y alcanzar sus objetivos de macros diarios. MyFitnessPal es la herramienta número uno que hace que IIFYM sea fácil de implementar. Los siguientes capítulos son los fundamentos que necesitará saber para integrar IIFYM en su rutina diaria.

Capítulo 2: los mitos del iifym

Como con cualquier cosa nueva y diferente, habrá ventajas y desventajas, así como muchos conceptos erróneos y algunos mitos distorsionados. En este capítulo, vamos a resolverlos.

Mito # 1:

Puede atiborrarse de comida basura y bajar de peso.

El plan de dieta flexible es un plan inclusivo. No se le pedirá que se abstenga de ningún grupo específico de alimentos. Debido a este concepto sorprendente (y diferente), el mito es que una persona puede comer toda la comida basura que quiera, lo que por supuesto es completamente erróneo.

Regresemos a sus metas personales. Quiere lograr:

- ¿Pérdida de peso?

- • ¿Mantenimiento de peso?

- • ¿Tonificación muscular?

- • ¿Desarrollo muscular?

El sentido común dice que si quiere desarrollar músculos, no va a suceder con una dieta constante de helados y galletas de chocolate.

Este mito puede haber surgido debido a los blogs en línea, artículos y anuncios que tienen que ver con la dieta flexible. ¿Cuáles son los gráficos más comunes que aparecen en esos sitios? Dulces, pizzas y tal vez un Big Mac.

La razón de esto es porque, de hecho, es una buena noticia que una dieta ya no tenga que ser tortura y agonía. Después de todo, si puede mejorar la composición de su cuerpo mientras disfruta algo de comida basura, cuéntele al mundo, incluso si tiene que incluir muchas imágenes de comida basura.

Pero volvamos a la realidad. Las personas que siguen una dieta flexible comen una dieta compuesta de fuentes enteras de alimentos con una pizca de indulgencias divertidas. Una persona que sigue esta dieta hace que alcanzar sus consumos diarios de macronutrientes sea un objetivo porque la salud siempre es importante.

Mito # 2:

Los alimentos limpios son los únicos alimentos saludables, por lo que una dieta flexible no puede ser saludable.

La dieta estadounidense está compuesta de alimentos procesados, algunos de los cuales no son en realidad alimentos sino simplemente productos manufacturados que tienen poco valor nutricional. Sin embargo, quedar atrapado en la falacia de que los alimentos limpios son los únicos alimentos saludables simplemente es otra trampa.

Para seguir esa línea de pensamiento, tenemos que volver a la excelente mentalidad de comida vs. comida mala. ¿Qué bien puede salir de prohibir ciertos alimentos? Porque en el momento en que se rinde a la tentación y come alimentos que están en la lista de alimentos prohibidos, los problemas de culpa resurgen. ¿Y quién necesita esos problemas?

Diversos estudios han demostrado que tan pronto como se restringe un alimento en particular, el deseo de comerlo crece. Incluso si esa persona realmente nunca tuvo un antojo por esa comida antes de la restricción. Es difícil de explicar, pero es verdad. Somos seres psicológicos, y así es como funciona la mente humana (y las emociones).

Mito # 3:

Las dietas flexibles carecen de estructura (están por todas partes).

Este mito es bastante fácil de explicar. Simplemente surge porque las personas que siguen una dieta habitual están tan acostumbradas a las restricciones de una dieta restringida. Han confundido las limitaciones con la estructura. Estos no son lo mismo.

De hecho, la dieta flexible es un método estructurado, pero sin las restricciones. La persona que sigua una dieta flexible se tomará el tiempo para considerar qué fuente de alimento, y en qué cantidad, es la mejor para las actividades del día.

Mito # 4:

Las personas que hacen una dieta flexible buscan una salida fácil: son vagas.

Este cuarto y último mito, para mí, es el más humorístico. Para seguir la lógica de este pensamiento, uno tiene que suponer que saltar de una dieta restrictiva de moda a otra al tratar de recordar qué alimentos están restringidos, con qué dieta, mientras aguarda con entusiasmo la comida de trampa del sábado por la noche, se considera una manera productiva de gastar su hora. No lo creo.

Requiere una buena planificación para que la persona que hace una dieta flexible encuentre los alimentos que se ajustan a sus macronutrientes diarios. La diferencia aquí es que está pensando por sí mismo, en lugar de tener un gurú de la dieta que le diga cómo hacer que funcione para usted. Es posible que desee obtener más información sobre la nutrición, los alimentos y los macronutrientes. Está descubriendo qué es lo mejor para usted y sus objetivos.

En el siguiente capítulo vamos a hacer justamente eso: echar un vistazo más de cerca a los macronutrientes.

Capítulo 3: La dieta flexible vs. la dieta estricta

En este capítulo, queremos analizar de cerca cómo las dietas estrictas típicas se comparan con el método de dieta flexible. Queremos ver tres áreas separadas:

1. El cuerpo

2. La mente (emociones)

3. El estilo de vida

1) La comparación de su cuerpo:

Las dietas estrictas

La persona que hace una dieta deja de apreciar la complejidad de su cuerpo y cómo funciona. Las prioridades mal ubicadas ponen a muchos aspectos de la salud y el bienestar en un segundo plano. Esto significa que el cuerpo puede ser abusado y la salud puede verse comprometida en la búsqueda de ese peso corporal perfecto. (Como se mencionó anteriormente, la perfección es imposible de alcanzar).

La interrupción y el inicio de varios tipos de dietas ejercen presión sobre el sistema digestivo, así como sobre órganos vitales como el corazón y el hígado. Del mismo modo, cambiar las dietas restrictivas también puede ser perjudicial. Esto sucede cuando alguien desanimado que hace una dieta se mueve de una dieta a otra en busca del secreto para perder peso. Las dietas que prohíben uno o más grupos de alimentos pueden causar deficiencias nutricionales y dejar el cuerpo completamente fuera de control.

Otro efecto peligroso en las personas que hacen dieta es la mayor incapacidad para reconocer las señales

23

de hambre y plenitud del cuerpo. Aquellos que sufren de este efecto secundario de la dieta informan que pueden pasar largos períodos de tiempo sin ningún tipo de sensación de hambre. Pero luego, una vez que comienzan a comer nuevamente, sus apetitos se vuelven completamente incontrolable. Por su propia esencia, la dieta de moda es un patrón intermitente, que como se mencionó, crea algunas dificultades para la salud en general.

Las dietas flexibles

La dieta flexible difícilmente puede llamarse una dieta. En contraste directo con las dietas de moda, esto apunta a un estilo de vida en lugar de una solución rápida. Esto significa menos estrés en el cuerpo y los sistemas del cuerpo. Recuerde que recalcamos que la dieta flexible comienza con sus objetivos y propósitos, no solo con un tipo de dieta para todos los gustos.

Entonces, ¿cuáles son sus objetivos?

- ¿Pérdida de peso?
- ¿Mantenimiento de peso?
- ¿Tonificación muscular?
- ¿Desarrollo muscular?

Aquí es donde comienza. Desde allí se mueve hacia qué alimentos funcionan mejor para lograr estos objetivos. Si obtiene la mayor parte de sus calorías diarias (digamos el 80%) de alimentos en su mayoría no procesados y ricos en nutrientes, entonces con la dieta flexible puede sentirse libre de llenar el 20% restante con las indulgencias que ama. (Helado, pizza, galletas de chocolate, etc.) La clave es saber cuántas calorías puede consumir ese día y mantenerse dentro de ese rango.

Ahora puede ser flaco y saludable como quiera simplemente usando el método de dieta flexible. No más culpa, no más estrés y no más fallas en la dieta. Su cuerpo y mente pueden descansar de las dietas estrictas. Y eso nos lleva a nuestro siguiente punto.

2) La comparación de su mente:

Las dietas estrictas

Las personas que están involucradas en la industria de ventas tienen un dicho:

"La mente confundida siempre dice que no".

Para un vendedor, eso significa que debe mantenerse concentrado y mantener las cosas simples. Compare esto con el mundo de la dieta estricta. Usted habla con una persona que sigue una dieta específica, y esa persona cree firmemente que todo lo que está haciendo (hasta el último tallo de apio) es la forma correcta de hacer las cosas.

Hable con otra persona que esté en otro tipo de dieta, y ella estará igual de convencida sobre su enfoque. Eso es hasta que esté 1) miserable y aburrida con todo el lío, o 2) escuche sobre otra dieta que parece mucho mejor y más eficiente que la que está haciendo en este momento. ¡Mucha confusión! Y la mente confundida siempre dice que no.

La confusión equivale a una falta de confianza, y la falta de confianza se relaciona con la falta de compromiso. Y ya que ambas personas son miserables de todos modos, dejar de fumar se vuelve mucho más cómodo. La mente y las emociones tienen mucho que ver con el proceso de pérdida de peso. El culpable más importante en esta área es la culpa. Debido a que la mayoría de las dietas son una trampa para el fracaso, la persona que hace la dieta está muy familiarizada con la agonía del fracaso, una y otra vez. Si hay algún éxito involucrado, y a veces lo es, es de corta duración.

En lugar de que la comida sea simplemente comida, se ha transformado en un enemigo que debe ser conquistado. Las personas que hacen dieta se agotan solo pensando en la dieta y la pérdida de peso y toda la ansiedad que está involucrada. Muchas veces esto puede llevar a la persona a verse a sí misma como una persona perdedora. Muchos comienzan a darse por vencidos, no solo con una dieta, sino también consigo mismos. La depresión es a menudo el resultado.

¿Vale la pena este tipo de consecuencias? ¿Alguna vez ha oído hablar de las dietas estrictas? Tal vez lo haya experimentado. Lo que sucede es esto:

La persona a dieta sigue una dieta y pierde peso con éxito pero más tarde ese peso se recupera. Si esto ocurre repetidamente, el efecto acumulado es un aumento continuo de peso. Con esto viene la vergüenza y un estado de confusión emocional que puede terminar en ciclos de atracones. La sensación es que fallaron simplemente porque no se esforzaron lo suficiente, o no tuvieron suficiente fuerza de voluntad, o no tuvieron lo necesario para seguir con ello. De nuevo, es una configuración para el fracaso.

La dieta flexible

Cuando se trata de una dieta flexible, el ciclo de la montaña rusa de pasar de la dieta a la dieta se rompe de una vez por todas. Debido a que está comiendo lo que es correcto para usted, comiendo sus preferencias alimenticias y alimentos que disfruta, la miseria de la dieta está fuera de juego por completo. La culpa y la vergüenza también se eliminan.

La comida vuelve a ser comida, así es como se supone que es en la vida. Ya no está en una batalla con la misma sustancia que se necesita para mantenerse a sí mismo y a su salud. Esto trae una cantidad fantástica de descanso, paz y libertad.

Comer los alimentos que son adecuados para usted y sus objetivos y propósitos, y alejarse del estrés, la culpa y la vergüenza puede agregar años a su vida.

Coma alimentos que le guste y disfrute. Equilibre su consumo de macronutrientes. Restrinja las calorías, pero solo moderadamente. Al igual que la magia, la carga psicológica de tratar de perder peso se ha ido. De hecho, perder peso se vuelve cómodo y agradable. Suena como algo con lo que una persona podría vivir durante un período prolongado de tiempo, ¿no?

¿Eso significa que nunca fallará? Bueno, usted es humano, ¿verdad? Sale a comer con amigos y come más de lo normal. Sólo déjese llevar. No es necesario sufrir a través de la culpa y la vergüenza. La posibilidad de deslizamientos ocasionales es normal. Deje de castigarse.

Su deficiencia de calorías puede haber pasado a un exceso de calorías. Un atracón no es el fin del mundo. Si usted ha sido encadenado al ciclo de la dieta, ¿suena esto como una forma de vida diferente? Tiene razón. Entonces, veamos el estilo de vida.

3) La comparación de su estilo de vida:

La dieta estricta

El estilo de vida del dietista habitual que utiliza los planes estrictos de dieta no es agradable ni atractivo. Es una vida llena de inquietud y preocupación, mezclada con episodios de fracaso, desesperanza y desaliento. La persona atrapada en esta trampa es solo eso: atrapada; por lo tanto, los ciclos han continuado durante tanto tiempo, y es difícil imaginar liberarse de ellos.

La persona que ha fallado no suele ser una persona muy feliz. De hecho, muchos simplemente son miserables. ¿Qué tipo de vida es esa? No es bueno para el que está tratando de perder peso. (Eso sería los amigos, familiares, conocidos y compañeros de trabajo.) ¿Qué es más aburrido que escuchar lamento por la última falla en la dieta?

La dieta flexible

Compare esto con el estilo de vida de quien ha descubierto el método de dieta flexible. Esta persona puede ir a una cena y preocuparse de que su dieta actual no apruebe todo en el menú. Esta persona puede relajarse porque conoce su consumo de macronutrientes durante el día y sabe exactamente lo que puede comer, o no comer, y aún así estar en el buen camino para alcanzar sus metas.

Esta persona no siente estrés (no se queja) y es muy agradable estar con ella. El método de dieta flexible se convierte en un estilo de vida. Es un plan que se puede mantener durante meses y años.

Como puede ver en lo que se ha explicado en este capítulo, las diferencias entre la dieta estricta y la dieta flexible son muchas. En la siguiente sección, queremos filtrar algunos de los mitos sobre la dieta flexible. Tener una imagen completa y clara es esencial.

Capítulo 4: Los fundamentos de las calorías

"Todo es energía, y eso es todo lo que hay. Combine la frecuencia de la realidad que desea, y no puede evitar obtener esa realidad. No puede ser de otra manera. Esto no es filosofía. Esto es física". - Albert Einstein

La pérdida de peso se deriva de las leyes universales en su núcleo. Hay una ley en particular que explica cómo perdemos peso. El cuerpo obedece a la primera ley de la termodinámica. La primera regla simplemente establece que la energía no puede crearse ni destruirse, y a menudo se la denomina ecuación del balance de energía (o ley de balance de energía).

$$\Delta U = Q - W$$

(Cambio de energía interna) = (calor) - (Trabajo)

Esta ley obtiene el crédito por la cantidad de peso que perdemos o ganamos. Una caloría, por definición, es una unidad de energía térmica. Si come más de lo que su cuerpo necesita todos los días, está obligado a aumentar de peso. Ganar peso generalmente significa que el cuerpo es un excedente calórico. Las reservas de grasa no deseadas se atribuyen a la ingesta excesiva de estas unidades de energía.

Si come menos de lo que su cuerpo necesita todos los días, perderá peso. Perder peso se atribuye a estar en un déficit calórico.

Nuestros cuerpos también pueden estar en equilibrio, lo que significa que nuestro peso sigue siendo el mismo. En este caso, el cuerpo está en un nivel de mantenimiento calórico.

¿Esto significa que puede comer lo que quiera en un déficit calórico y aún así perder peso? Sí, es posible pero poco aconsejable. Las personas que prueban esto generalmente descuidan la nutrición específica de macronutrientes, que trataremos con más detalle más adelante en este libro.

¡El objetivo de este libro es perder peso, específicamente de la grasa, mientras se encuentra en un déficit calórico y no en la miseria al mismo tiempo!

Cuando la ecuación del balance de energía se aplica a la aptitud física, simplemente se traduce en

37

energía (alimentos) que ingresa al cuerpo y fuerza que deja el cuerpo ya sea como trabajo (ejercicio) o calor.

$$\Delta E = E_{in} - E_{out}$$

(Cambio del peso corporal) =

(Energía consumida) - (Energía gastada)

Soy de la opinión de que deberíamos perder peso lo más rápido posible. No quiero estar adivinando (mirando porciones) y esperando estar en un déficit calórico. He intentado ese enfoque (el enfoque de comer alimentos limpios) para perder peso, y puedo confirmar que no funciona. No hay necesidad de prolongar el proceso de pérdida de peso. Ese enfoque para la pérdida de peso generalmente lleva a la gente a dejar de fumar debido a una mezcla de frustración y progreso decepcionante. Sé una cosa con certeza: los números no mienten.

Una preocupación habitual para las personas que comienzan el IIFYM es pensar en números o matemáticas. Las aplicaciones de seguimiento de alimentos como "MyFitnessPal" (MFP) se han creado para hacer que el seguimiento del consumo de alimentos sea muy sencillo. ¡Esta aplicación hace todo el trabajo pesado (las matemáticas) para usted! Aquí hay un ejemplo:

Diary			
‹	Today		›
2,000	- 0	+ 0	= 2,000
Goal	Food	Exercise	Remaining

¿Parece familiar? Es la ecuación de balance de energía en acción ligeramente reorganizada. La forma

39

más fácil de iniciar IIFYM es iniciando sesión en lo que come con MyFitnessPal. ¡Si lo escoge, también puede seguir su ejercicio!

Utilizaremos MyFitnessPal como nuestro rastreador de alimentos porque es la aplicación de seguimiento de alimentos más valorada y popular disponible. Piense en esta aplicación como el medidor de combustible en su automóvil. No querrá hacer un viaje por carretera desde California a Washington con el indicador de combustible roto. Puede llegar a su destino, pero se encontrará con una variedad de obstáculos innecesarios en el camino.

Saber cuánto combustible hay en el "tanque" es imprescindible para perder peso rápidamente. MyFitnessPal será su medidor de combustible de energía. Esta aplicación le dará una idea de por qué se está acercando a su objetivo. Conocer el consumo total de calorías conlleva el potencial de ahorrarle tiempo en su viaje.

MyFitnessPal se puede usar en cualquier dispositivo inteligente (iPhone, Android, iPad / tableta o en una computadora). La mayoría de las personas usan sus teléfonos inteligentes para rastrear su ingesta de alimentos porque es la opción más conveniente, principalmente porque la cámara de su teléfono puede ser un escáner de código de barras.

Le mostraré ejemplos paso a paso de cómo rastrear sus alimentos, y por lo tanto sus macros, en un iPhone. ¡Antes de comenzar, es hora de que dé su primer paso de acción!

El requerimiento diario de calorías de su cuerpo

Además de conocer las calorías, la persona que hace una dieta flexible conocerá sus necesidades de macronutrientes en relación con su altura, peso y nivel de actividad.

Una vez que conozca las necesidades calóricas diarias de su cuerpo, el siguiente paso es relativamente claro:

- Comer más calorías = aumento de peso.

- Comer menos calorías = pérdida de peso.

- Comer una cantidad de calorías = mantenimiento de peso.

¿Por qué cada macronutriente principal importa?

Antes de dejar este tutorial sobre cómo calcular sus macros, vamos a echar un vistazo más de cerca a cada uno de los tres macronutrientes y por qué son esenciales:

Los carbohidratos

Necesitamos carbohidratos porque:

- Son la principal fuente de combustible del cuerpo.

- Pueden ser utilizados fácilmente por el cuerpo para obtener energía.

- Proporcionan glucosa que es utilizada por los tejidos y las células del cuerpo para obtener energía.

- El sistema nervioso central, los riñones, el cerebro y los músculos (incluido el corazón) deben tener carbohidratos para funcionar correctamente.

- Los carbohidratos son esenciales para la salud intestinal.

Proteína:

Necesitamos proteínas para:

- Crecimiento (especialmente significativo para niños, adolescentes y mujeres embarazadas).
- Reparación de tejidos.
- Funcionamiento adecuado del sistema inmune.
- Producir hormonas y enzimas esenciales dentro del cuerpo.
- Energía cuando los carbohidratos no están disponibles.
- Preservar la masa muscular magra.

Grasa:

Las grasas no son los culpables de la mayoría de los gurús de la dieta. De hecho, las grasas buenas son necesarias para la supervivencia, y al menos un 20-35%

de las calorías deberían provenir de buenas fuentes de grasa. Las grasas son necesarias para:

- Permitir un crecimiento y desarrollo saludables.

- Proporcionar la fuente de energía más concentrada para el cuerpo.

- Ayudar al cuerpo a absorber vitaminas esenciales como A, D, E, K y carotenoides.

- Proporciona amortiguación para los órganos internos.

- • Mantenimiento de las membranas celulares.

- Proporcionar sabor, consistencia y estabilidad de los alimentos.

Un rápido vistazo a estas listas da sustancia al hecho de que todos necesitamos una gran variedad de alimentos para mantener una buena salud. Por su propia naturaleza, las dietas restrictivas eliminarán uno o más de estos beneficios para la salud.

Además de los macronutrientes, recuerde que el cuerpo también necesita una cantidad saludable de agua cada día y micronutrientes añadidos. Los micronutrientes son las trazas de vitaminas y minerales que completan una dieta saludable.

Cardio:

Entonces, para obtener el cuerpo de sus sueños, ¿necesita participar en horas de ejercicios cardiovasculares como caminar sobre la cinta de correr o subir escaleras? La respuesta es: probablemente no.

El objetivo principal del ejercicio aeróbico es aumentar la frecuencia cardíaca para quemar más calorías. Si el exceso de calorías no se consume, entonces no se requiere cardio, es así de simple: muchos culturistas profesionales son tan precisos con su ingesta calórica que pueden obtener un físico de nivel de

46

competencia (3-4% de grasa corporal con masas de músculo magro) a través de la manipulación de la dieta solo!

Si lo hace, sin embargo, superar su objetivo calórico para el día, después del cardio puede ser una herramienta conveniente para compensar el exceso de calorías. Pero no olvide "no se puede entrenar una mala dieta". Si calcula sus calorías usando este método, le presentaré más adelante en este libro que no se le pedirá que haga ningún ejercicio cardiovascular.

I personally incorporate small amounts of cardio (in the form of high intensity intervals) into my routine to lose the last few pounds of fat instead of dropping my calories lower once I have recalculated my TDEE. TDEE and calculations will be discussed a bit later on in this book.

Note: las actividades aeróbicas son fantásticas para la salud cardiovascular, el aumento del rendimiento en los deportes, la velocidad y la agilidad, etc. Sin embargo, eso está fuera del alcance de este libro.

Calorías:

Entonces, ¿qué es una caloría? Una caloría es una fuente de energía. Los humanos requieren calorías para mantener la vida. Continuamente estamos tratando de aumentar y disminuir nuestra ingesta calórica en función de nuestros objetivos, como: si queremos adelgazar, ganar masa muscular magra o realizar una forma particular de deportes. Si una caloría que se consume no se utiliza, será convertida por el cuerpo y almacenada como grasa. Las calorías pueden provenir de varias fuentes diferentes de macronutrientes. Éstas incluyen:

• **Proteína:** 4 calorías por gramo de proteína sirven como componentes básicos para la masa muscular magra.

- **Carbohidratos** - 4 calorías por gramo - nuestros cuerpos usan carbohidratos como la principal fuente de energía. Los carbohidratos se dividen en 2 subcategorías (contienen 4 cals / gramo).

- **Carbohidratos simples:** estos son los carbohidratos procesados y azucarados que se encuentran en alimentos como los caramelos, el chocolate y la fruta. Los carbohidratos simples se absorben rápidamente y provocan un gran aumento de insulina.

- **Carbohidratos complejos**: estos carbohidratos son los carbohidratos de digestión lenta "limpios" conocidos por su energía sostenida. Los carbohidratos complejos se encuentran en el arroz integral, la batata y la avena.

- **Grasa** - 9 calorías por gramo - Las grasas saludables son vitales para las funciones

49

corporales, como los niveles hormonales. Las grasas también se dividen en varias categorías:

- **Grasa saturada:** se encuentra en los lácteos y la carne, puede elevar el colesterol.

- **Grasa no saturada**: se encuentra en los aceites vegetales, utilizados para reducir el colesterol.

- **Alcohol:** 7 calorías por gramo, calorías vacías (el alcohol no contiene ningún macronutriente).

El cálculo de sus macronutrientes

Para comenzar su dieta flexible, ¡necesita conocer su objetivo calórico diario! Asegúrese de tener a mano una calculadora. Para calcular este objetivo, se utiliza la siguiente fórmula (tenga en cuenta la ligera variación en la fórmula para hombres y mujeres):

Basado en la ecuación extremadamente precisa de Mifflin - St Jeor

- HOMBRES: BMR = [9.99 x peso (kg)] + [6.25 x altura (cm)] - [4.92 x edad (años)] + 5

- MUJERES: BMR = [9.99 x peso (kg)] + [6.25 x altura (cm)] - [4.92 x edad (años)] -161

La ecuación anterior le dará su BMR (su tasa metabólica basal). En otras palabras, es la cantidad de calorías que su cuerpo necesita para funcionar mientras está en reposo.

A continuación, multiplique la BMR por una 'variable de actividad' para obtener su TDEE (gasto energético diario total). Este factor de actividad es el costo de vida, y se basa en más que solo sus entrenamientos. También incluye trabajo / estilo de vida, deportes y el efecto termogénico de los alimentos (necesariamente la cantidad de energía quemada en el proceso de digestión de los alimentos).

Las variables de actividad promedio son las siguientes:

- 1.2 = Sedentario - Poco o nada de ejercicio + trabajo de oficina

- 1.3-1.4 = Poco activo: poca actividad diaria y ejercicio liviano 1-3 días a la semana

- 1.5-1.6 = Moderadamente activo - Vida diaria moderadamente activa y ejercicio moderado 3-5 días a la seman

- 1.7-1.8 = Muy activo - Estilo de vida físicamente exigente y entrenamiento duro o deportes 6-7 días a la semana

- 1.9-2.0 = Extremadamente activo: ejercicio diario o deportes y trabajo físico.

A continuación le mostraré algunos ejemplos de este cálculo realizado correctamente:

Hombre

- 90 kg hombre - 21 años - 187 cm de alto - trabajo de oficina, ejercicio mínimo

- [9.99 90] + [6.25 187] - [4.92 21] - 5 Nivel de actividad 1.2 = 2350 calorías

- 70 kg hombre - 18 años - 170 cm de estatura - trabajo físico, mucho ejercicio

- [9.99 70] + [6.25 170] - [4.92 18] - 5 Nivel de actividad 1.7 = 2852 calorías

Mujer

- 65 kg hembra - 28 años - 140 cm - trabajo de oficina, ejercicio mínimo [9.99 65] + [6.25 140] -

[4.92 28] - 161 Nivel de actividad 1.2 = 1500 calorías

- 55 kg hembra - 18 años - 150 cm - moderadamente activo [9.99 55] + [6.25 150] - [4.92 18] - 161 Nivel de actividad 1.5 = 1414 calorías

Alternativamente, puede usar una calculadora en línea basada en la ecuación de Mifflin - St Jeor. Simplemente busque en Google "calculadora de ecuaciones de Mifflin st jeor" y dará como resultado varias calculadoras en línea.

Capítulo 5: Consumo de calorías basado en sus objetivos

Ahora que ha calculado su TDEE (gasto total diario de energía), debe determinar cuál es su objetivo. ¿Desea mantener su estado actual? ¿Quiere perder grasa? ¿Quiere más músculo magro?

El error más importante que se comete cuando se decide perder peso es entrar en una dieta de hambre o de "choque". Sin embargo, la reducción a 1000 ~ calorías por día inicialmente le dará un período de pérdida de peso a un ritmo impresionante. Esto causará daño metabólico (el proceso de su cuerpo que disminuye rápidamente su metabolismo y la velocidad a la que se queman las calorías debido a la cantidad mínima de comida que está recibiendo, principalmente entrando en modo de supervivencia). Además, lo adivinó: la única forma de reparar un metabolismo dañado es comenzar a comer más lentamente. También, es muy importante saber que las dietas difíciles y estrictas no son sostenibles.

* Para bajar de peso - consuma 500 calorías por debajo de su nivel de mantenimiento al día.

* Para el aumento de la masa muscular - consuma 500 calorías por encima de su nivel de mantenimiento al día.

* Para mantener su peso - consuma el número exacto de calorías que su nivel de mantenimiento cada día.

A medida que su progreso comience a disminuir, es hora de volver a calcular su TDEE a través de la misma fórmula que utilizó anteriormente (en la lista anterior) ya que ahora verá que su TDEE ha cambiado. A medida que agrega masa magra, su TDEE aumentará considerablemente. A medida que comience a perder peso, notará que su TDEE ha disminuido (y, por lo tanto, después de un mes solo estará comiendo 200 calorías con su TDEE en lugar de las 500 calorías que consumía inicialmente).

Note: I personally recalculate TDEE on a monthly basis; I recommend you do the same.

Desglose de macronutrientes de calorías:

Ahora que hemos determinado su objetivo de calorías, y establecido que puede comer los alimentos que elija para alcanzar este valor calórico mágico, es esencial desarrollar una relación precisa de proteínas, carbohidratos y grasas para consumir.

57

Para un rendimiento óptimo en deportes y entrenamiento de resistencia (así como para mantener el apetito bajo control), recomiendo consumir al menos el 30% de sus calorías diarias de proteínas, y el 70% restante proviene de un desglose de calorías y grasas.

Notará en las divisiones estándar de macronutrientes a continuación que el porcentaje de calorías derivadas de la grasa no cae por debajo del 20%. Esto se debe a que las hormonas se construyen a partir del colesterol junto con otras moléculas de grasa; disminuir la tasa de grasa consumida más baja puede reprimir sus niveles hormonales saludables. ¿Por qué es esto un problema, pregunta? Porque estas hormonas impulsan el crecimiento y desarrollo de su cuerpo, su metabolismo, sistema de reproducción y estado de ánimo. La ingesta baja en grasas causa una deficiencia de ácidos grasos esenciales y también aumenta mucho su riesgo de cáncer.

Aunque, como se dijo, perderá grasa simplemente consumiendo bajo las calorías de su TDEE y aumentará de peso al comer por encima de su TDEE, le recomiendo que siga un enfoque de alta proteína. Si descuida su ingesta de proteínas, no construirá y conservará el músculo magro. Las comidas ricas en proteínas también le mantendrán lleno durante más tiempo, a diferencia de los ricos en carbohidratos y grasas.

Note: Cuando se refiere a una descomposición de macronutrientes, el orden indicado es Proteína: Carbohidratos: Grasa

Las divisiones comunes de macronutrientes incluyen:

30P: 50C: 20G

proteína moderadamente alta, alto en carbohidratos, baja en grasa. A menudo se usa cuando se está pasando por una fase de "construcción masiva".

35P: 40C: 30G

Proteína moderadamente alta, carbohidratos moderadamente altos, grasas más altas de lo normal. Esta es una división bastante razonable de macronutrientes, y recomendaría este estilo de división de macronutrientes al mantener la composición corporal actual.

40P: 40C: 20G

Alto en proteínas, alto contenido de carbohidratos y bajo en grasas. La división de macronutrientes más comúnmente utilizada por los culturistas y entusiastas del ejercicio hoy en día, utilizada para la pérdida de grasa y la adición de masa muscular magra simplemente ajustando la cantidad de calorías consumidas.

50P: 30C: 20G

Alto en proteínas, bajo en carbohidratos, bajo en grasa. Esta división de macronutrientes se usa a menudo para las dietas en curso de pérdida de grasa, ya que el alto contenido de proteína mantiene la sensación individual bastante completa y satisfecha entre sus comidas. Con este bajo nivel de carbohidratos, los refeeds son necesarios (esto se discutirá más adelante en el libro).

35P: 60C: 5G

Proteína moderada, alta en grasas, carbohidratos mínimos. Una dieta compuesta por estos macronutrientes se conoce como "dieta cetogénica". El objetivo principal de esta dieta es ajustar el cuerpo para usar la grasa como la principal fuente de energía almacenada en lugar de hidratos de carbono, cuando el cuerpo entra en este estado (que toma varios días), se encuentra en estado de cetosis. No recomendaría seguir este estilo de descomposición de macronutrientes debido a la supresión de hormonas mencionada anteriormente que ocurre con las dietas bajas en grasas. La elección de alimentos también es insuficiente para esencialmente carnes, frutos secos y una pequeña porción de vegetales, lo que frustra el propósito de una dieta flexible.

Los macronutrientes necesarios:

Fibra

La fibra es un macronutriente esencial que nuestro cuerpo necesita para ayudar a la digestión. Una dieta de 'alimentación limpia' comprende muchos alimentos que contienen alto contenido de fibra; sin embargo, si bien es una dieta flexible, es igualmente esencial que cubramos nuestras necesidades de fibra.

Las mujeres deben consumir de 22-28 gramos de fibra dietética por día. Los hombres deben consumir de

28 - 34 gramos de fibra dietética por día. Existe una gama de suplementos de fibra disponibles en el mercado. Sin embargo, estos son (como su nombre lo indica) solo un suplemento a su ingesta regular de fibra. Los alimentos ricos en fibra incluyen granos integrales, frutas y verduras (nota: estas son todas las formas de carbohidratos).

La fibra es un macronutriente esencial que nuestro cuerpo necesita para ayudar a la digestión. Una dieta de 'alimentación limpia' comprende muchos alimentos que contienen alto contenido de fibra; sin embargo, si bien es una dieta flexible, es igualmente esencial que cubramos nuestras necesidades de fibra.

Los refeeds

¿Qué es un *refeed*? Si se está embarcando en un viaje de pérdida de grasa mediante el uso de una dieta flexible. es primordial incorporar *refeeds* estructurados. Tenga en cuenta que esta sección es irrelevante si tiene la intención de seguir un excedente de calorías para ganar masa magra. Un *refeed* estructurado es un período de 24 horas en el que altera drásticamente su descomposición de macronutrientes después de estar en un déficit de calorías (consumiendo menos calorías que su TDEE).

¿Por qué es *refeed* es esencial? Un *refeed* incrementará su metabolismo y ayudará a restaurar sus niveles de hormona leptina. La leptina es el rey de todas las hormonas quema grasas. Cuando se encuentre en un déficit de calorías, su metabolismo disminuirá (lo que significa que se quemarán menos calorías), y los niveles de la hormona leptina disminuirán en el intento del cuerpo de ahorrar grasa corporal. Este es un mecanismo de seguridad puesto en marcha por el cuerpo.

Necesitamos entender que nuestro cuerpo es resistente al cambio, sin importar cuál sea nuestra composición corporal actual: nuestro cuerpo no quiere cambiar. El cuerpo humano no quiere perder grasa; simplemente quiere sobrevivir. Consumir por debajo de su TDEE (gasto de energía total diario) obligará a su cuerpo a ralentizar su metabolismo, lo que resulta en una ingesta calórica inferior para quemar continuamente la grasa corporal.

A medida que el metabolismo comienza a disminuir y los niveles de leptina disminuyen, se vuelve mucho más difícil quemar el exceso de grasa corporal. Por lo tanto, incluir un día revisado en su dieta alentará a su cuerpo a quemar grasa a un ritmo constante.

Mientras más delgado sea, más a menudo necesitará volver a hacer un refeed; menos grasa corporal = niveles más bajos de leptina. Esto se basa en el porcentaje de grasa corporal; aprenderá cómo calcular esto en la sección a continuación.

Body fat Percentage	Frequency of Refeed
Over 20%	Monthly
15 - 20%	Fortnightly
10 - 15%	Weekly
Under 10%	Twice Weekly

Por favor refiérase a la siguiente tabla para el tiempo de refeed: La ingesta de carbohidratos durante un refeed

En su día de refeed estructurado, le recomiendo que deje sus ingestas de proteínas y grasas como cualquier otro día. Sin embargo, duplique la ingesta de carbohidratos para este período de 24 horas. Esto le pondrá ligeramente por encima de sus calorías de mantenimiento durante el día, pero tendrá beneficios a largo plazo (como se discutió anteriormente).

- Aquí hay un ejemplo de mi ingesta calórica regular:

  2800 calorías (500 por debajo de mi TDEE)

  280 gramos de proteína

  245 gramos de carbohidratos

  78 gramos de grasas

- Aquí está mi ingesta calórica típica en un día estructurado refeed:

- 3780 calorías (580 calorías por encima de mi TDEE)

- 280 gramos de proteína

- 490 gramos de carbohidratos

- 78 gramos de grasas

Como ya hemos mencionado anteriormente, un carbohidrato es un carbohidrato: puede derivar estos carbohidratos extras a partir de la fuente que elija, no importa si son simples o complejos. En un día de refeed, normalmente como avena, helado, dulces, plátanos y pasta, ya que estos son muy ricos en carbohidratos.

Capítulo 6: horario de las comidas

Estoy seguro de que ya ha escuchado esto antes: para alcanzar sus objetivos de acondicionamiento físico, debe consumir una cantidad más importante de comidas más pequeñas (por ejemplo, de 5 a 6 comidas al día). Esto, junto con una alimentación limpia, es predicado en gran medida por nutricionistas y entrenadores personales.

¿Qué pasa si le digo que la frecuencia de las comidas y el tiempo de los nutrientes no importan para nada? ¿O que comer 6 veces al día no afectará su metabolismo o tasa metabólica? ¿Que puede comer carbohidratos justo antes de acostarse y no engordará?

Al pensar en esto, puede sonar como si estuviera inventando todo esto. Sin duda, consumir alimentos antes de dormir se almacenará en forma de grasa, ya que no se está ejercitando activamente para utilizar estas calorías. Sin embargo, nuestro cuerpo no funciona de esta manera: continuamente observa el panorama general, las calorías / macronutrientes que consumimos durante un período de 24 o 48 horas. Su cuerpo frecuentemente se descompone y se repara a sí mismo, almacenando y oxidando nutrientes.

Es difícil cambiar instantáneamente sus creencias sobre un aspecto de la aptitud que se predica continuamente, pero se requiere un cambio de paradigma: las personas pasan demasiado tiempo estresadas por el horario de sus comidas y la cantidad que consumen por día en lugar de concentrarse en el aspecto más importante de la dieta.

Coma lo que quiera, cuando quiera, siempre y cuando alcance su objetivo calórico.

Un estudio sobre el "Efecto del patrón de ingesta de alimentos sobre el metabolismo energético humano" afirma:

Pierda grasa, no peso

Antes de profundizar en las siguientes secciones, es imperativo que aclaremos la pérdida de peso y la pérdida de grasa. La pérdida de peso es uno de los temas más lucrativos que existen. La mayoría de las personas afirman que quieren perder peso o grasa, intercambiando de forma intercambiable estas dos palabras clave: no saben que hay una gran diferencia entre las dos. La pérdida de peso se refiere a su peso corporal total; esta es la suma de sus huesos, músculos, órganos, agua y grasa.

La pérdida de grasa se refiere a la cantidad de grasa que está cargando en su cuerpo, medida como un porcentaje de su peso corporal total. Cuando se habla de la pérdida de peso, estoy seguro de que ahora puede ver que esta es una referencia para las personas que quieren perder grasa. En la sección 'seguimiento del progreso' a continuación, le mostraré cómo evaluar con precisión su progreso en la pérdida de grasa si este es su objetivo.

El principal problema cuando se habla de 'pérdida de peso' es cuán poco confiable es. Su peso total fluctúa a diario según el contenido del estómago, el intestino y la vejiga, la pérdida de agua y la retención; con una gran ingesta de hidratos de carbono, el agua está unida (esta es la razón por la cual una dieta baja en carbohidratos inicialmente dará una disminución impresionante del peso, ya que no retendrá en ningún lugar casi tanta agua). La pérdida y ganancia muscular, así como la pérdida y ganancia de grasa, también juegan un papel importante.

Los investigadores se refieren a aquellos que pierden peso fácilmente pero les resulta más difícil ganar peso para ser 'derrochadores' con aquellos que pueden ganar peso fácilmente pero tienen más problemas para perder peso y ser 'ahorrativos', esto se relaciona con los tipos de cuerpo.

Sostenibilidad de la dieta flexible

¿Qué tan sostenible es la dieta flexible? ¿Puede comer continuamente deliciosas comidas de su elección y progresar constantemente?

¡Por supuesto! La dieta flexible / IIFYM continuará trabajando siempre y cuando esté alcanzando su meta de calorías / macronutrientes y vuelva a calcular su TDEE de forma regular. Sin embargo, si tiene la intención de seguir un enfoque de dieta flexible durante un período prolongado, hay algunos puntos que deben abordarse:

- Continuamente derivar sus carbohidratos de azúcares simples puede llevar a condiciones de salud adversas, como el aumento de los niveles de azúcar en la sangre (que puede conducir a la diabetes), presión arterial alta y más.

- Regularmente tengo chequeos con mi médico general local para asegurar que todos mis niveles se encuentren dentro de un rango saludable y normal.

- Si no incluye una variedad de verduras dentro de su dieta, sigo enfatizando la importancia de obtener sus vitaminas y minerales diarios mediante la administración de un suplemento multivitamínico.

- Asegúrese de alcanzar su ingesta de fibra para el día antes de consumir todos sus carbohidratos.

- Debe programar sus comidas según su horario de entrenamiento. Debe consumir una comida antes del entrenamiento 60 - 90 minutos antes del entrenamiento, compuesta de proteínas y carbohidratos complejos para obtener energía.

- Inmediatamente después de su entrenamiento es el momento ideal para consumir carbohidratos simples (chocolate, paletas, etc.) para reabastecer sus reservas de glucógeno (que ahora están agotadas por el ejercicio estresante). No hará ninguna pérdida / ganancia adicional de peso al hacer esto. Sin embargo, para la energía general y la recuperación, la nutrición previa y posterior al entrenamiento es vital.

- El objetivo principal de IIFYM es lograr la composición corporal deseada. No enfatiza la salud general del corazón o de los órganos, a diferencia de la comida limpia.

Por lo tanto, desde una perspectiva de salud, vale la pena adaptar la teoría y los principios detrás de IIFYM en su dieta, en lugar de comer dulces como su principal fuente de carbohidratos.

Capítulo 7: Funciones de

MyFitnessPal para el éxito de IIFYM

"Nunca cambiará su vida hasta que cambie algo que hace a diario. El secreto de su éxito se encuentra en su rutina diaria. "- John C. Maxwell

Al final del día, son las personas que regulan su ingesta de alimentos que tienen los éxitos más importantes en sus viajes de pérdida de grasa. Ni siquiera considero que iniciar sesión en los alimentos sea una molestia. Una vez que empieza a ver el progreso con IIFYM, el "problema" de vez en cuando se transmuta en un hábito.

El precio de hacer lo que hacen los demás es simple: poco o ningún progreso en la pérdida de peso y retorno a los viejos hábitos. Por supuesto, es más fácil simplemente agarrar un poco de comida saludable y cocinarla, o en algunos casos, calentar las sobras. Este es el enfoque que la mayoría de la gente toma.

Quiero que tenga éxito a largo plazo, y para hacerlo, en condición física o en cualquier otra área de la vida, requiere obtener nuevos hábitos. Mientras lee este capítulo, recuerde que está aprendiendo un proceso que lo llevará a su objetivo final si se compromete.

Ahorro de tiempo con entradas de comida

Cuando comencé a rastrear mi comida, no quería pensar en los números cada vez que iba a comer. Lo que me di cuenta fue que medir los alimentos (en onzas, gramos, tazas, cucharadas, etc.) no era tan malo como cuando creaba un plan de comidas adaptado solo a mi, un tema que pronto surgirá. Combine un plan de comidas con las funciones de registro de MyFitnessPal, y eso hará que el seguimiento se vuelva extremadamente fácil.

MyFitnessPal hace un seguimiento de lo que come fácilmente porque mantiene una base de datos histórica, similar a un historial de navegación de Internet, de los alimentos que ha comido en el pasado. Tener una base de datos, integrada en MyFitnessPal, es excelente porque recupera rápidamente las entradas de alimentos anteriores y permite que se agregue fácilmente a cualquier comida que elija.

Un buen atajo en esta aplicación es Smart Copy, que tiene el potencial de eliminar cualquier molestia del seguimiento de alimentos. La función Smart Copy le ahorrará más tiempo si tiene un plan de comidas, o siempre come las mismas comidas todos los días. Le permite agregar rápidamente lo que comió ayer (o X cantidad de días antes) a la comida correspondiente del día de hoy. Usted hace esto con solo deslizar rápidamente un dedo. Realice los siguientes pasos para habilitar la función Smart Copy. Los pasos también deberían ser un gran ejemplo de cómo se ve este proceso.

Paso 1: Seleccione ••• Más

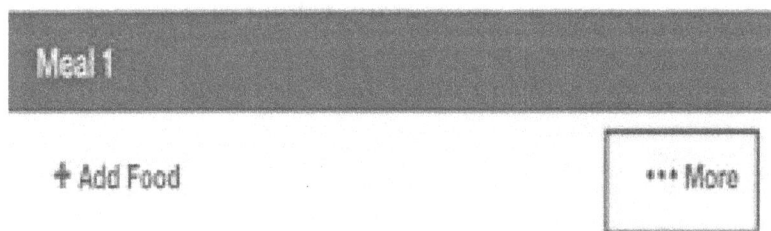

Paso 2: Seleccione Activar Smart Copy

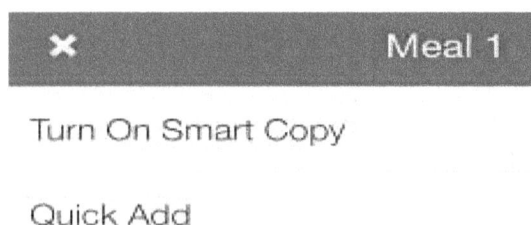

Paso 3: Deslice hacia la derecha para agregar

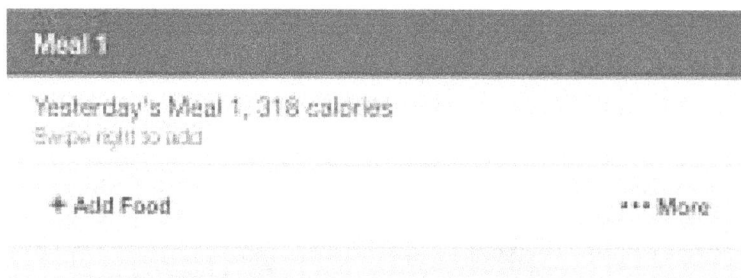

Es tan simple como eso. Puede habilitar o deshabilitar esta función para cualquier comida que desee. Dependiendo de su situación real, es posible que necesite ajustar lo que se copia. A veces es posible que desee agregar o eliminar un alimento en particular que se copia desde el día anterior. Puede aprobar lo que se copia y lo que no.

Comida: La manera más fácil de usar MyFitnessPal

Los planes de comidas requieren un poco de trabajo inicial para configurar. Pero una vez que tiene uno, ya está hecho, y es como ponerse en un modo de piloto automático que quema grasa. Considere que es un mejor enfoque que tener que preguntarse a sí mismo: "De acuerdo, consistentemente ... ¿qué voy a comer hoy?" cada hora. Tómese el tiempo para crear un plan de comidas y liberarse de tales decisiones. Eche un vistazo a un plan de comidas que creé para mí:

Comida 1:

- Pechuga de pollo (~ 8-9 oz peso sin cocer)

- Patatas rojas (~ 15-16 oz.)

- 2 huevos enteros

- 85 gramos de brócoli

- Mantequilla ligera (14 gramos)

- Chocolate negro (1-2 cuadrados)

Comida 2:

- Pechuga de pollo (~ 8-9 oz peso sin cocer)

- Frijoles de lentejas (1 taza)

- Arroz integral (1 taza)

- 1 huevo

- 85 gramos de brócoli (pesado congelado)

- Mantequilla ligera (7 gramos)

Comida 3:

- Queso bajo en grasa (1/2 taza)

- Proteína de suero de leche (1 porción)

- Mantequilla de maní (4 gramos)

- Quaker Oats (10 gramos)

- Plátano (40 gramos en rodajas)

- Paquete de Stevia

- Walden Farm (Jarabe de Chocolate sin calorías)

Como puede ver, solo como tres comidas al día y omito el desayuno. Este es un ejemplo intermitente de ayuno de planificación de comidas, pero un plan de comidas, no obstante. Por cierto, el IIFYM y el ayuno intermitente se complementan generosamente, pero ese es un tema para un futuro libro.

Lo bueno de los planes de comidas es que puede adaptarlos a sus necesidades. ¡Si, eso es tres, cuatro, cinco o seis comidas al día! Su elección de alimentos está disponible mientras alcance sus macronutrientes diarios. Sea estratégico con respecto a los alimentos que elige. Asegúrese de incluir alimentos nutritivos densos en cada una de sus comidas para asegurar la saciedad. Puede ajustar las golosinas en su límite macro diario, tenga en cuenta que lo más probable es que no se sienta lleno si están diseminadas de manera masiva a lo largo de su plan de comidas. Recomiendo tener su tratamiento diario junto con una de sus comidas.

Comer fuera (Información nutricional disponible)

El hecho de que establezca un objetivo de acondicionamiento físico para mejorar su salud y su estilo de vida no significa que deba eliminar la posibilidad de comer fuera. Tal intercambio sería absurdo. En los días que salgo a comer, me gusta hacer una planificación. MyFitnessPal tiene una característica impresionante llamada, Crear un nuevo alimento en Mis recetas y alimentos en el menú principal.

Puede aprovechar esta función haciendo una investigación rápida en Google sobre el lugar en el que va a cenar. La característica Crear un nuevo alimento le permite ingresar las calorías (y macros) que encuentra en su investigación de Google. Este proceso natural implica la búsqueda de información nutricional en Google y la configuración de lo que ve en su diario de MyFitnessPal.

A menos que desee solicitar información nutricional en el restaurante, le sugiero que haga una investigación rápida antes de salir a comer (para simplificar, usaré la palabra restaurante para describir restaurantes tradicionales y lugares de comida rápida).

¿Tiene un restaurante en mente? Bien, eche un vistazo al ejemplo a continuación. Es un ejemplo donde estoy creando una nueva entrada de comida, en MyFitnessPal, para una comida de Chipotle Mexican Grill:

Paso 1: Google: restaurante + nutrición

Google chipotle nutrition

Paso 2: Seleccione la opción de calculadora de nutrición, si está disponible

Nutrition Calculator - Chipotle
https://www.chipotle.com/nutrition-calculator ▾ Chipotle Mexican Grill ▾
Chipotle Mexican Grill, USA, Canada and UK. Burritos, Tacos and more. Food With Integrity

Note: Algunos restaurantes sólo tendrán información nutricional y no una calculadora. Esto varía de un sitio web a otro

Paso 3: Elija su comida

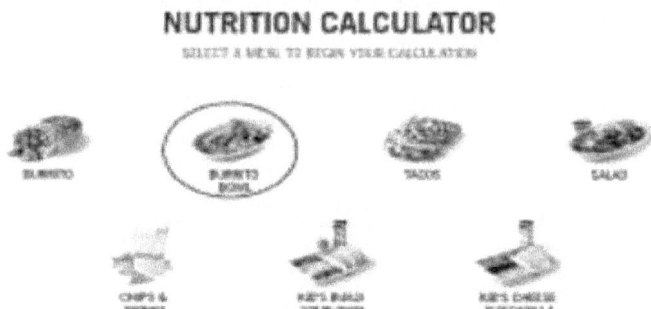

NUTRITION CALCULATOR

Paso 4: Seleccione sus ingredientes

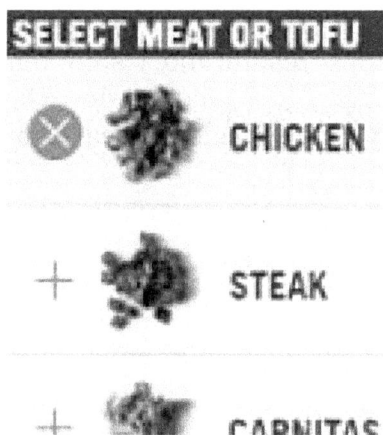

SELECT MEAT OR TOFU

CHICKEN

STEAK

CARNITAS

Paso 5: Compruebe la nutrición total: calorías y macronutrientes

TOTALS

SERVING SIZE (OZ)	18.5
CALORIES	690
CALORIES FROM FAT	210
TOTAL FAT (G)	22.5
SATURATED FAT (G)	11
TRANS FAT (G)	0
CHOLESTEROL (MG)	163
SODIUM (MG)	1385
CARBOHYDRATES (G)	81
DIETARY FIBER (G)	16
SUGAR (G)	4
PROTEIN (G)	44

Paso 6: Crea un nuevo alimento en la aplicación y complete los detalles

6a)

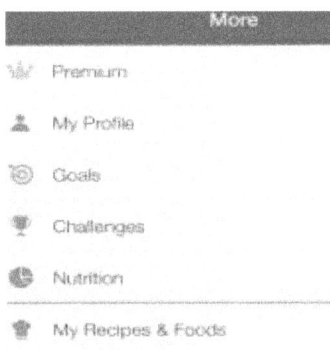

6b)

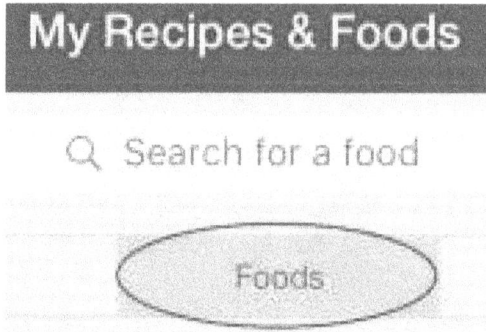

My Recipes & Foods

Q Search for a food

Foods

6c)

✕	Create Food	→

Brand Name
Optional
Chipotle

Description
Required
Chicken Burrito Bowl w/ Usual

Serving Size
Required
1 Taco Bowl

Servings per container
Required
1

Paso 7: Rellene la información nutricional. (De la etapa

5)

7a)

7b)

7c)

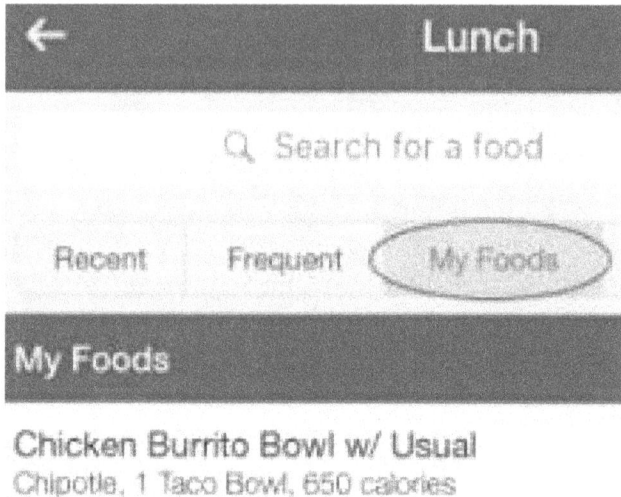

```
←                          Lunch

        Q  Search for a food

   Recent      Frequent      ( My Foods )

   My Foods

Chicken Burrito Bowl w/ Usual
Chipotle, 1 Taco Bowl, 650 calories
```

Esto es genial, ahora puedo agregar un tazón de burrito de pollo de Chipotle a cualquiera de mis comidas, siempre que elige comer allí de nuevo. La próxima vez que coma en el restaurante Chipotle, ¡no tendré que volver a hacer el proceso anterior! Usted puede utilizar este método para cualquier comida de restaurante que disfrute.

Desafortunadamente, no todos los restaurantes ofrecen calculadoras de nutrición en línea fáciles de usar como el sitio web de Chipotle. En la mayoría de los casos, no es necesario. Por lo general, sabe lo que está obteniendo y esperando.

Por ejemplo, la hamburguesa del restaurante In-N-Out puede buscarse fácilmente en la base de datos de MyFitnessPal (use el Método 1 del Capítulo 3). Este método de comer fuera se ve así:

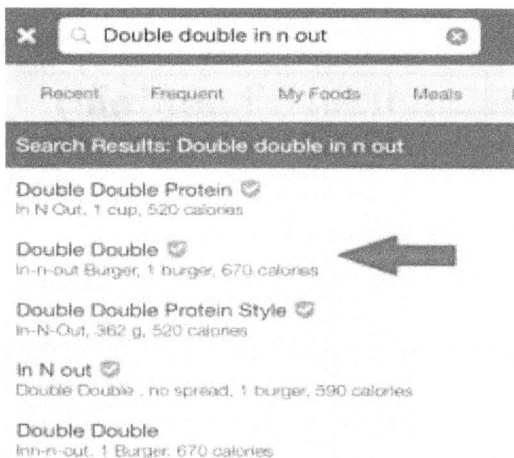

Add Food	✓
Double Double (In-n-out Burger)	♥
Serving Size	1 burger
Number of Servings	1
Nutrition Facts	
Calories	670
Fat (g)	41
Saturated (g)	18
Polyunsaturated (g)	1
Monounsaturated (g)	5
Trans (g)	1
Cholesterol (mg)	120
Sodium (mg)	1,440
Potassium (mg)	0
Carbs (g)	39
Fiber (g)	3
Sugars (g)	10
Protein (g)	37

No está mal, ¿verdad? Si le apetece comer papas fritas con eso, ya sabe qué hacer.

Comer fuera (Información nutricional no disponible)

Hay momentos en que los restaurantes no brindan información nutricional en línea o fuera de línea. Un ejemplo es cuando está en un restaurante más formal, comiendo en una reunión social, como una barbacoa, o comiendo un perrito caliente en la calle. ¿Hay alguna forma de registrar esto? Bueno, sí y no, podemos usar un enfoque de estimación aproximada.

Usemos un escenario de restaurante tradicional; ha pedido un trozo de carne magra y puré de papas. Usted nota que el bistec es 10 onzas según el menú. El peso del puré de patatas no fue dado. Es hora de sacar MyFitnessPal y buscar entradas genéricas para ambos alimentos mientras espera a que se sirva la comida.

Lunch	595 cal
Steak Steaks, 10 ounce	475
Mashed Potatoes W/ Gravy Generic, 1 cup	120
+ Add Food	••• More

Puede adaptar este método a cualquier escenario que encuentre.

No hay razón para omitir una comida en un restaurante porque la información de nutrición no está disponible. Haga su mejor esfuerzo para mantenerse dentro de su déficit calórico y recuerde que esa es la clave.

De vez en cuando, algunas personas que hacen dieta flexible no añaden los alimentos que comen en la aplicación, porque no vale la pena la molestia y porque saben que los alimentos que consumen no les afectarán. Sus porcentajes de déficit calórico no serán ideales, pero no aumentarán de peso.

Un día de derrame excesivo no le matará. Sin embargo, no debe comer fuera muy a menudo. Eso podría significar un progreso visual muy pequeño o, peor aún, retrasarlo durante días.

Existen diferentes estrategias para diferentes escenarios en el mejor de los casos. Estar preparado para, al menos, uno de ellos hace que sea más fácil medir su ingesta y disminuye las posibilidades de engordar haciéndole consciente de lo que está consumiendo.

La moderación es la clave

"Si uno sobrepasa los límites de la moderación, los mayores placeres dejan de agradar". - Epicteto

Todo con moderación. ¿Nunca comerá galletas o irá a una comida rápida de nuevo? Lo dudo; bueno, sé que no podría al menos. Esta es la razón por la cual me permito comer estos alimentos con moderación.

La moderación, en mi experiencia, es tener un día de mantenimiento una vez a la semana. La escala de la mañana siguiente podría aumentar, pero sé que es el peso de agua temporal, el glucógeno, y lo más importante, sé que no es ponderado por la grasa.

Usualmente tengo días de mantenimiento los viernes o sábados. Comer en el mantenimiento una vez a la semana no obstaculizará sus esfuerzos de pérdida de peso. Creo que son psicológicamente necesarios. Son casi como días de recompensa si lo piensa.

Antes de comenzar con el IIFYM, solía darme un atracón de comidas rápidas. El escenario era así: lleno> satisfecho> hinchado> incómodo> "guau, ¿por qué hice eso?" ¡Y en algunas ocasiones, bebía alcohol en las mismas noches! Esta es una combinación común que conduce a la ganancia de grasa.

Vale la pena señalar que 1 gramo de alcohol es equivalente a 7 calorías.

Cuando salgo a comer, me mantengo dentro de mi macro presupuesto diario ya que salir a comer en un día de mantenimiento es solo una ventaja. ¿Qué otro tipo de dieta permite esto? Tenga la seguridad de que, siempre que no sea un hábito diario, la comida rápida no está prohibida.

Capítulo 8: Seguimiento de su progreso

"El éxito no es nada más que unas pocas disciplinas, practicadas todos los días."

- Jim Rohn

La composición corporal describe el porcentaje de descomposición de la cantidad de músculo, grasa corporal, hueso y agua de los que están compuestos nuestros cuerpos.

Tendrá que ser proactivo haciendo un seguimiento de los números asociados con su peso y circunferencia de la cintura. Desea comprender la composición de su cuerpo tanto como sea posible a lo largo de su viaje de entrenamiento físico para saber siempre si va en la dirección correcta.

Para asegurarse de estar en el camino correcto, perder grasa, no perder el tiempo y hacerlo de manera saludable, medir su progreso es esencial. Según Lord Kelvin, un físico e ingeniero (que determinó el valor correcto de un Kelvin (273 ° C)), "si no puede medirlo, no puede controlarlo". La medición es parte del progreso y debe ser un hábito semanal, e incluso puede ser un hábito diario.

Hay dos herramientas principales, fuera de MyFitnessPal, que usará para medir su progreso y es probable que tenga estos dispositivos en alguna parte.

Peso y fotos

La escala de peso es el seguidor de progreso icónico en cuanto a la pérdida de peso. Aunque no nos proporciona toda la historia, sobre nuestro progreso, sigue siendo útil.

Tenga en cuenta que el peso fluctúa según la hora del día en que se pesa. A lo largo de su viaje, podría pesarse un día y parecer haber perdido una libra, y al siguiente habrá vuelto al punto de partida, o incluso a una libra más pesada. Esto es normal y no hay nada de qué preocuparse. Todos se encuentran con este problema cuando tienen un déficit calórico.

Muchos factores tienen un impacto en las fluctuaciones de peso. Algunos de estos factores son la retención de agua y el almacenamiento de glucógeno. Para obtener la lectura de escala más precisa, vamos a medir los promedios semanales, no los días. Pésese a la misma hora todos los días. Asegúrese de hacer esto a primera hora de la mañana, con el estómago vacío, y también después de usar el baño para obtener la lectura

más precisa. Al final de cada semana, tome el promedio

de sus lecturas y tenga en cuenta que no tiene que ser

todos los días de la semana.

Esta aplicación puede manejar el seguimiento de

sus mediciones de peso diarias.

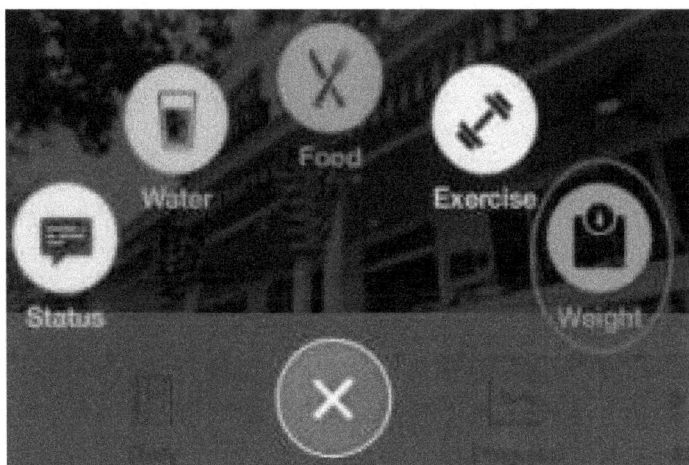

MyFitnessPal también le da la opción de tomar

fotos, que recomiendo encarecidamente, cuando va a

registrar su peso.

Las imágenes, junto con el análisis de reflejo de espejo, le ayudarán a comprender mejor cómo progresa. La aplicación también le permite comparar fotos una al lado de la otra, detallando tanto la fecha en que tomó la foto como su peso del día.

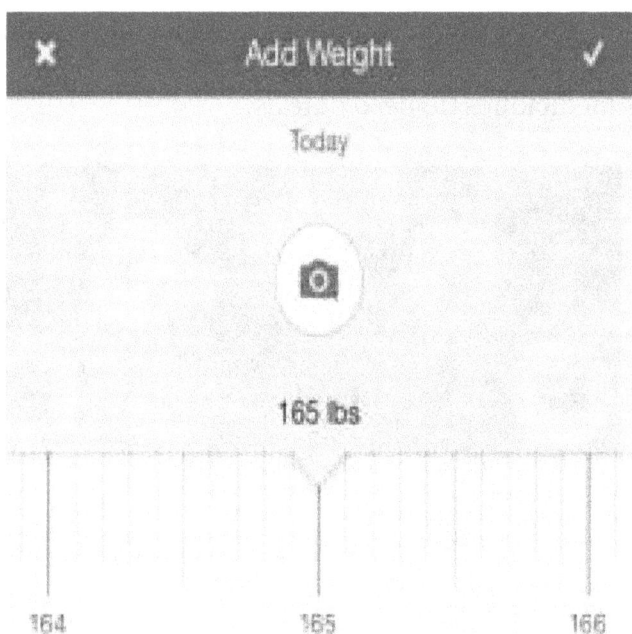

Si desea ver su progreso, de un vistazo, puede hacerlo seleccionando Progreso en el menú inferior de MyFitnessPal.

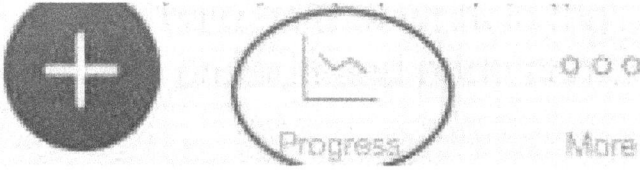

Seleccionar esto lo llevará a una página donde puede ver el progreso que ha realizado. Le permite ver su progreso pasado en un modo de gráfico. El gráfico muestra los puntos de datos de las entradas de su peso y la fecha en que los registró. También puede ajustar el marco de tiempo de este gráfico por semanas, meses y años. Esta es una característica útil que es mucho mejor que mantener un diario por separado y tener que grabar todos los días, en mi opinión, de forma manual. Sea consistente, y su gráfico terminará luciendo como un hermoso desorden fluctuante (verá lo que quiero decir pronto).

Cintura

El segundo método para rastrear el progreso es usar una cinta métrica para la cintura. Una cinta métrica es más reveladora que la escala, ya que es posible que tenga un peso menor el mismo día en que el peso de la báscula quede estancado. Junto con las fotos, puede ser un factor determinante, para verificar, si realmente ha ganado peso o si su cuerpo solo está reteniendo agua. Por esas razones, es una buena idea medir su cintura, justo por encima del ombligo, después de pesarse.

Para obtener la lectura más precisa, relaje su barriga y cuerpo completo. Respire como lo haría normalmente y haga una lectura. MyFitnessPal rastreará las medidas de la cintura de la misma manera que sigue el peso.

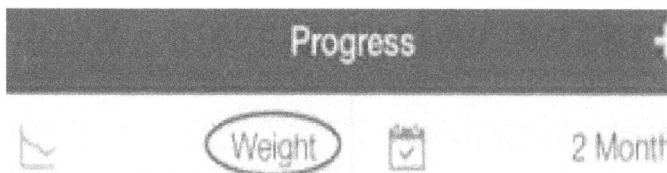

Puede cambiar la configuración de progreso cambiando "Peso" a "Cintura" para registrar su medida de cintura.

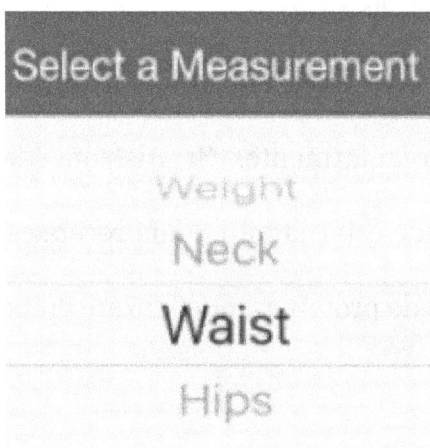

Capítulo de bonificación - Recetas de dieta flexibles

Las siguientes 3 páginas contienen algunas de mis comidas dietéticas flexibles favoritas. Estas son fáciles de adaptar a sus macronutrientes diarios y son muy fáciles de preparar. Estoy lejos de ser un maestro chef, así que si puedo hacer esto, usted también puede. Yo como estas comidas regularmente. Si disfruta de estas recetas, asegúrese de estar atento a una receta especial y un libro de batidos de proteínas, que lanzaré en breve.

Pizza de proteína en polvo

Descripción:

Una deliciosa pizza de proteína. Esta receta puede modificarse para adaptarse a sus preferencias personales.

Ingredientes:

* Pan integral de pita

* Pasta de tomate

* Pollo entero

* Espinacas

* Tomates

* Champiñones

* Queso (si lo desea)

Método:

1. Extienda la pasta de tomate sobre la base de pan de pita integral

2. Corte el pollo y colóquelo en la pizza (1 pollo entero = 6 pizzas)

3. Cubra la pizza con espinacas, champiñones y tomate

4. Coloque las pizzas en el horno a 200 grados Celsius (392 F) por 20 minutos

Los macronutrientes por pizza:

Proteínas: 50g

Carbohidratos: 45G

Grasa: 5G

425 calorías

Tarta de queso de proteína

Descripción:

Deliciosa tarta de queso con proteínas. Esta tarta de queso se puede hacer en diferentes variaciones simplemente alterando el sabor de la proteína utilizada (cambie la vainilla por chocolate y agregue un poco de aderezo) o agregue algunas bayas al sabor elegido.

Ingredientes:

* 340 gramos (12 oz) de queso crema sin grasa

* 280 gramos (10 oz) de yogur griego simple

* 2 huevos

* 2 cucharadas de stevia

* ¼ taza de leche

* 2 cucharadas de proteína de suero

* 1 cucharadita de extracto de vainilla

* Pizca de sal

Método:

1. Precaliente el horno a 160 grados Celsius (320F)

2. Suavice el queso crema en un tazón grande

3. Agregue los huevos y la stevia, proceda a mezclar

4. Agregue los ingredientes restantes

5. Mezcle todos los ingredientes por 3 minutos

6. Vierta la mezcla en un molde para hornear forrado con papel pergamino

7. Hornee a 160 grados Celsius (320 F) durante 20 minutos y luego ajústelo a 90

8. grados Celsius (194 F) por una hora

9. Coloque en la nevera durante 5 horas para enfriar

10. Sirva con aderezos si lo desea

Los macronutrientes por 225 gramos (8 oz)

40 g de proteínas

15 g de carbohidratos

2 g de grasa

238 calorías

Batido de Proteína *Mad Monkey*

Descripción:

¡Un batido de chocolate espeso y delicioso! Ideal para aumentar su nivel de energía antes de un entrenamiento.

Ingredientes:

* 2 cucharadas de proteína de suero de chocolate

* 100 ml de leche descremada

* 1 plátano

* 1 cucharada de mantequilla de maní

* 1 cucharada de café

* 1 taza de hielo

Método:

1. Coloque todos los ingredientes en una licuadora y mezcle durante 20 segundos ~

2. ¡Disfrute!

Macronutrientes:

55 g de proteínas

32g de carbohidratos

15 g de grasa

401 calorías

Conclusión

Hacer dieta es algo de lo que todos hablamos. La gente a menudo busca la dieta perfecta, siguiendo cada nueva moda tal como aparece, esperando que este sea la que nos permita progresar. Desafortunadamente, hay muchas más posibilidades de fracaso con cada 'ayuno' o 'dietas' que intentamos ... no necesariamente porque no funcionen, sino porque no son algo que podamos seguir durante un período prolongado. Cualquier dieta que le deje sintiéndose privado está casi seguro destinada al fracaso, ya que le aburren con los alimentos que puede comer. La ÚNICA manera de avanzar con éxito hacia sus objetivos es cambiar la forma de comer.

Una dieta flexible le permitirá incorporar los alimentos que ama en su dieta con moderación y seguir progresando en la pérdida de peso (o aumentos de masa muscular, dependiendo de su objetivo). Ya no será necesario insistir en lo que puede comer cuando salga socialmente, ya que ciertos alimentos no se etiquetan como "malo" o "engorde". Ahora que sabe cómo calcular y rastrear su ingesta diaria, puede esperar su próxima comida en lugar de temer la idea de tener que consumir verduras hervidas sin sabor.

Para mí, la dieta flexible es la clave para vivir un estilo de vida equilibrado y saludable en un cuerpo que me enorgullece tener. Establecer objetivos y alcanzarlos con la ayuda de una dieta flexible crea una nueva confianza en el individuo que, a su vez, lo motiva a mantenerse fiel al camino del viaje en curso: es el flujo de progreso positivo y constante.

Espero que haya disfrutado leyendo este libro tanto como disfruté al crearlo para usted. Le deseo la mejor de las suertes con su dieta flexible.

Palabras finales

¡Gracias nuevamente por comprar este libro! Espero que este libro pueda ayudarle.

El siguiente paso es que se una a nuestro boletín informativo por correo electrónico para recibir actualizaciones sobre cualquier próximo lanzamiento o promoción de un nuevo libro.

¡Usted puede registrarse de forma gratuita y, como beneficio adicional, también recibirá nuestro libro "Errores de salud y de entrenamiento físico que no sabe que está cometiendo", completamente gratis."! Este libro analiza muchos de los errores de entrenamiento físico más comunes y desmitifica muchas de las complejidades y la ciencia de ponerse en forma. ¡Tener todo este conocimiento y ciencia de la actividad física organizados en un libro lo ayudará a comenzar en la dirección correcta en su viaje de entrenamiento! Para unirse a nuestro boletín gratuito por correo electrónico y tomar su libro gratis, visite el enlace y regístrese: www.hmwpublishing.com/gift

Finalmente, si usted ha disfrutado este libro, me gustaría pedirle un favor. ¿Sería tan amable de dejar una reseña para este libro? ¡Podría ser muy apreciado!

¡Gracias y mucha suerte!

Sobre el co-autor

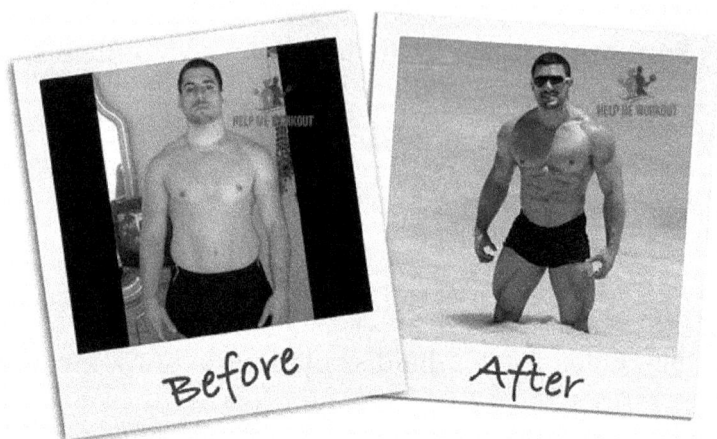

Before   After

Mi nombre es George Kaplo. Soy un entrenador personal certificado de Montreal, Canadá. Comenzaré diciendo que no soy el hombre más grande que conocerá y este nunca ha sido mi objetivo. De hecho, comencé a entrenar para superar mi mayor inseguridad cuando era más joven, que era mi autoconfianza. Esto se debió a mi altura que medía sólo 5 pies y 5 pulgadas (168 cm), me empujó hacia abajo para intentar cualquier cosa que siempre quise lograr en la vida. Puede que esté pasando por algunos desafíos en este momento, o simplemente puede querer ponerse en forma, y ciertamente puedo relacionarme.

Después de mucho trabajo, estudios e innumerables pruebas y errores, algunas personas comenzaron a notar cómo me estaba poniendo más en forma y cómo comenzaba a interesarme mucho por el tema. Esto hizo que muchos amigos y caras nuevas vinieran a verme y me pidieran consejos de entrenamiento. Al principio, parecía extraño cuando la gente me pedía que los ayudara a ponerse en forma. Pero lo que me mantuvo en marcha fue cuando comenzaron a ver cambios en su propio cuerpo y me dijeron que era la primera vez que veían resultados reales. A partir de ahí, más personas siguieron viniendo a mí, y me hizo darme cuenta después de tanto leer y estudiar en este campo que me ayudó pero también me permitió ayudar a otros. Ahora soy un entrenador personal totalmente certificado y he entrenado a muchos clientes y han logrado conseguir resultados sorprendentes.

Hoy, mi hermano Alex Kaplo (también Entrenador Personal Certificado) y yo somos dueños y operadores de esta empresa editorial, donde traemos autores apasionados y expertos para escribir sobre temas de salud y ejercicio. También tenemos un sitio web de ejercicios en línea llamado "HelpMeWorkout.com" y me gustaría conectarme con usted invitándolo a visitar el sitio web en la página siguiente y registrarse en nuestro boletín electrónico (incluso obtendrá un libro gratis). Por último, si usted está en la posición en la que estuve una vez y quiere orientación, no lo dude y pregúnteme ... ¡Estaré allí para ayudarle!

Su amigo y entrenador,

George Kaplo
Entrenador Personal Certificado

Consigua otro libro gratis

Quiero agradecerle por comprar este libro y ofrecerle otro libro (largo y valioso como este libro), "Errores de salud y de entrenamiento físico que no sabe que está cometiendo", completamente gratis. Desafortunadamente este libro solo está disponible en inglés. Aún espero que disfrute este regalo. Visite el siguiente enlace para registrarse y recibirlo: www.hmwpublishing.com/gift

En este libro, voy a desglosar los errores más comunes de salud y de entrenamiento físico que probablemente esté cometiendo en este momento, y le revelaré cómo puede llegar fácilmente a la mejor forma de su vida.

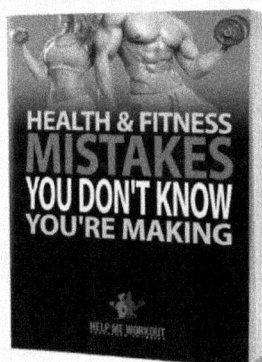

Además de este valioso regalo, también tendrá la oportunidad de obtener nuestros nuevos libros de forma gratuita, participar en sorteos y recibir otros correos electrónicos de mi parte. De nuevo, visite el enlace para registrarse: www.hmwpublishing.com/gift

HMW Publishing

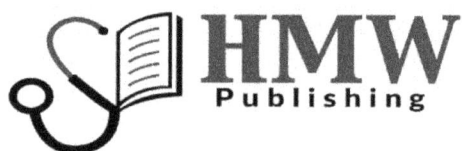

Para más libros visite:

HMWPublishing.com

www.ingramcontent.com/pod-product-compliance
Lightning Source LLC
Chambersburg PA
CBHW050735030426
42336CB00012B/1573